DES MALADIES

ET EN PARTICULIER

DES AFFECTIONS PULMONAIRES

RÉSULTANT

DE LA SUPPRESSION BRUSQUE DES MENSTRUES

PAR

Eugène MORIN

———⁂———

PARIS

IMPRIMERIE DE CHARLES NOBLET

13, RUE CUJAS, 13.

—

1878

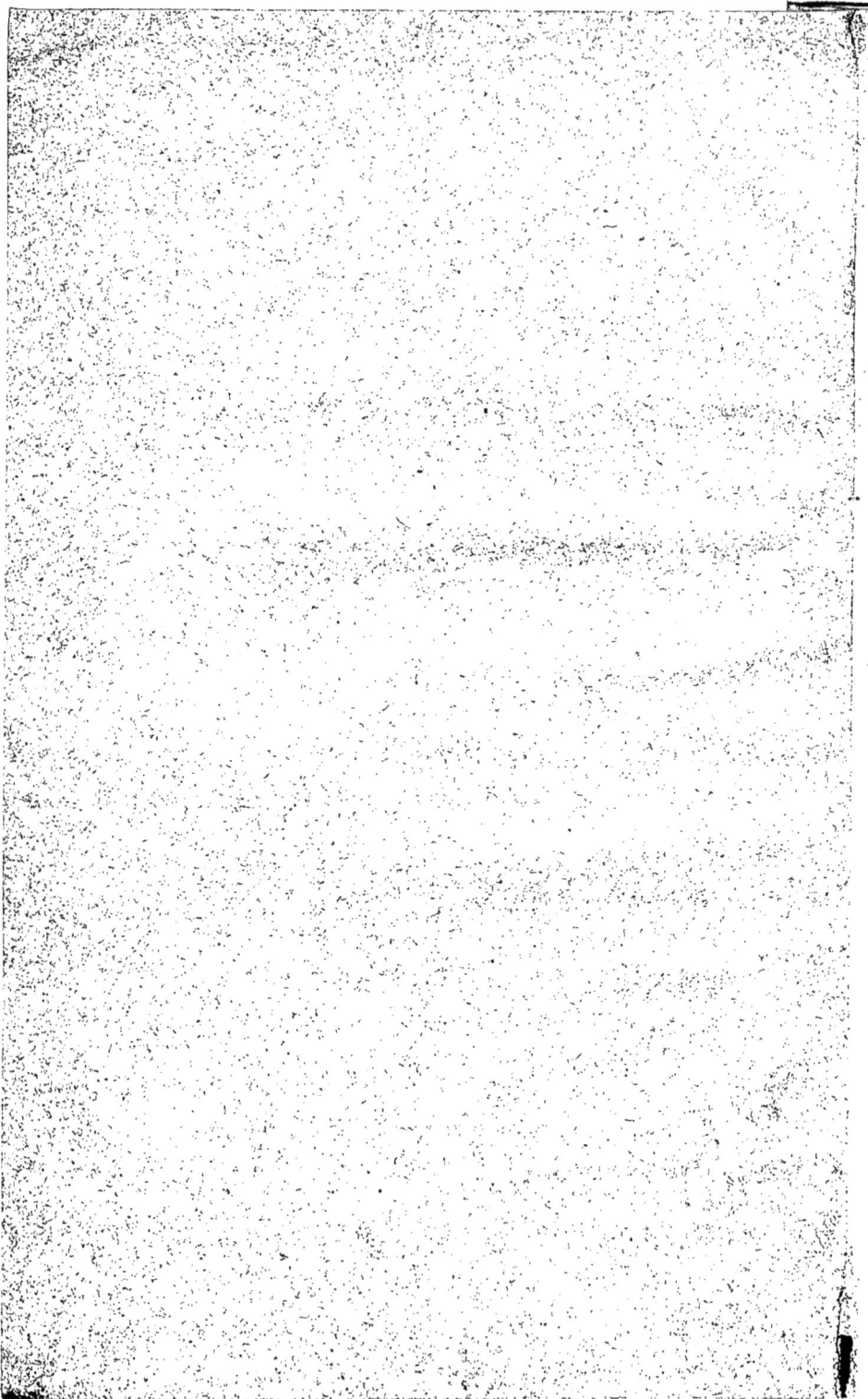

FACULTÉ DE MÉDECINE DE PARIS

DES MALADIES

ET EN PARTICULIER

DES AFFECTIONS PULMONAIRES

RÉSULTANT

DE LA SUPPRESSION BRUSQUE DES MENSTRUES

PAR

Eugène MORIN

Né à Mamers (Sarthe), le 26 octobre 1847

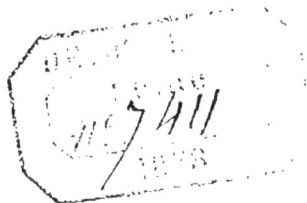

PARIS

IMPRIMERIE DE CHARLES NOBLET

13, RUE CUJAS, 13.

—

1878

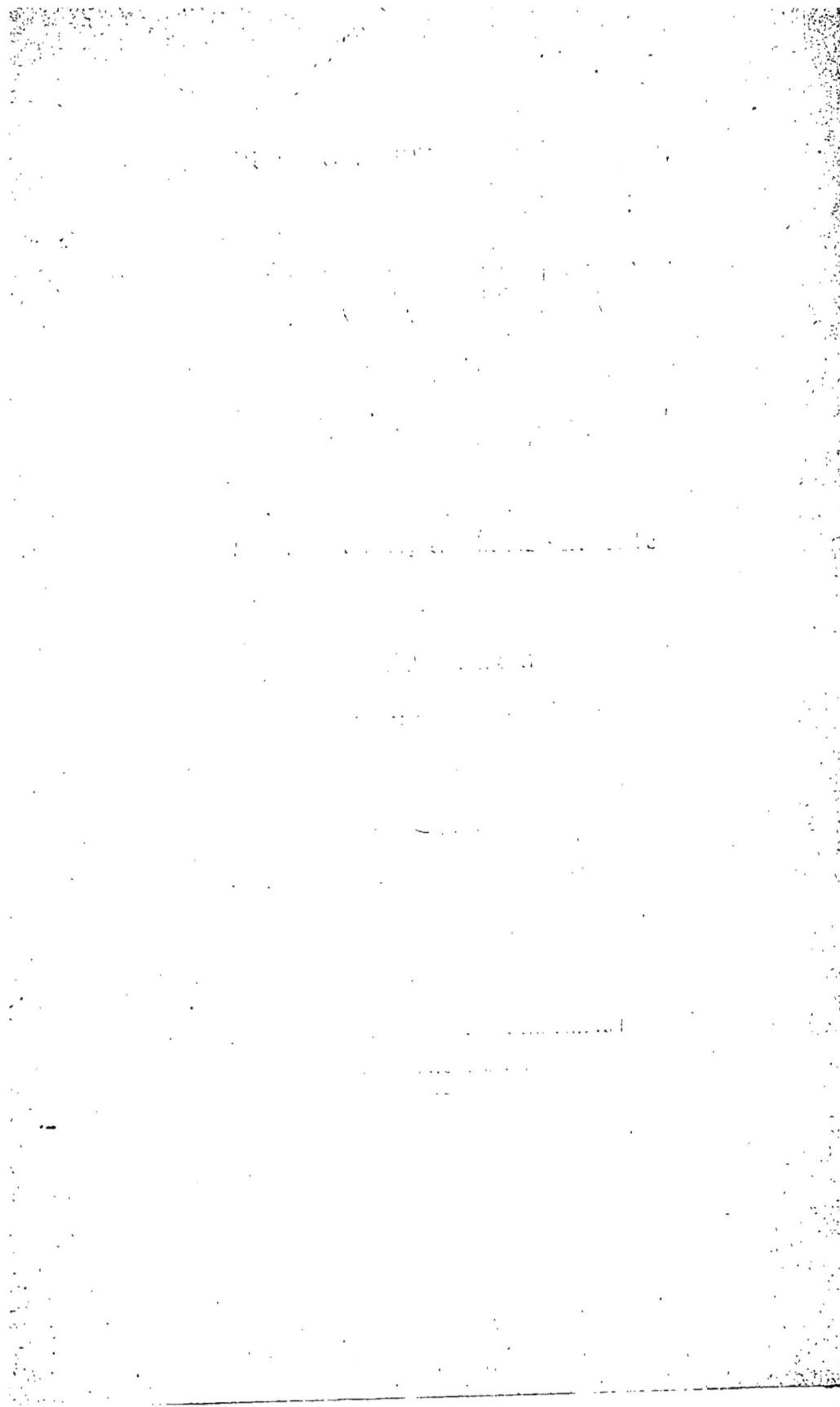

A MA FAMILLE

A MON PRÉSIDENT DE THÈSE
M. POTAIN

DES MALADIES

ET EN PARTICULIER

DES AFFECTIONS PULMONAIRES

RÉSULTANT

DE LA SUPPRESSION BRUSQUE DES MENSTRUES

AVANT-PROPOS

Il y a, dans l'existence de la femme, deux époques bien remarquables, tant au point de vue
physiologique qu'au point de vue pathologique.
Je veux parler de la puberté, ou première apparition des menstrues, et de la ménopause ou fin
des menstrues.

Chacune de ces époques peut être accompagnée
d'un grand nombre de malaises et même de maladies, avec lesquels la fonction cataméniale a une
relation incontestable et intéressante, soit comme
cause, soit comme modificateur.

Ce n'est pas, cependant, sur ces faits importants
de la science gynécologique que roule ce travail.

Je m'attacherai de préférence à la période des menstrues bien établies, et je laisserai de côté la puberté et la ménopause.

Après avoir dit quelques mots de la physiologie des menstrues, je parlerai un peu des déviations ou hémorrhagies supplémentaires des règles. Puis, j'entrerai dans la question que je me propose surtout de traiter, en étudiant les suppressions brusques, et les accidents qu'elles provoquent dans l'organisme. Les affections pulmonaires résultant de l'aménorrhée ont surtout fixé mon attention.

CHAPITRE I.

PHYSIOLOGIE DE LA MENSTRUATION.

Les menstrues ou règles sont constituées par un écoulement sanguin, mensuellement périodique, à travers les voies génitales de la femme.

Cette fonction est temporaire, commençant à la puberté et finissant à la ménopause. Elle est en outre intermittente, car elle ne se manifeste que par intervalles, une fois par mois, plus ou moins régulièrement suivant les individus.

Au point de vue de la physiologie pure, l'écoulement menstruel est un des phénomènes accessoires de la grande fonction de l'ovulation. Mais, dans le travail que je me suis proposé de faire, l'hémorrhagie devient le phénomène capital, puisque c'est à la suppression de ce flux utérin que sont dues les affections que je vais étudier. Je laisserai donc de côté l'ovulation et la ponte.

En même temps que l'évolution de l'œuf se fait dans l'ovaire, avec augmentation de volume et congestion de cet organe, l'utérus subit des modifications analogues. Le sang y afflue en telle quantité que le volume de la matrice se trouve augmenté d'un tiers ou d'un quart (1). De là, assez fréquemment, la possibilité d'explorer le fond de l'organe par la palpation hypogastrique. Le tissu utérin, si riche en vaisseaux, se gorge de sang, et entre, selon la remarque de Rouget, dans une sorte d'érection. Le poids de l'organe, s'accroissant en proportion du volume, détermine d'ordinaire un léger abaissement du col, et rend cette partie plus accessible.

Par suite de sa turgescence, la membrane interne de la matrice se trouve projetée en avant, où elle forme des plis ressemblant aux circonvolutions cérébrales. La muqueuse est comme un sac forcé de se replier sur lui-même, pour pouvoir être contenu dans un autre sac beaucoup plus petit, qui est formé par les parois musculaires. Cette congestion, très-forte jusqu'au col, va ensuite en s'affaiblissant jusqu'aux organes sexuels externes, qui souvent sont gonflés et

(1) Dict. encyclop. des sc. médic.

d'une coloration rouge plus foncée que d'habitude. La plupart du temps, cependant, le col ne participe pas à ces phénomènes, qui restent limités au corps de l'utérus.

La muqueuse hypérémiée sécrète un mucus abondant, résultant de la suractivité des glandes congestionnées. L'épithélium se desquame et tombe en abondance dans le liquide. Puis l'exhalation sanguine se produit, et le liquide cataménial est constitué dans ses différentes parties : mucus, épithélium, sang. Quant à l'issue du sang il existe deux opinions : les vaisseaux distendus sont-ils le siége de ruptures microscopiques laissant passer le sang (hémorrhagie active), ou bien y a-t-il exhalation sans rupture des parois vasculaires (hémorrhagie passive)? Les deux théories ont des partisans très-autorisés.

On peut distinguer dans le cours de cette époque menstruelle trois périodes : invasion, état, cessation (1). Dans la première et la dernière, l'écoulement a pour caractères de renfermer peu de globules sanguins, et d'être composé surtout de mucus. Dans la période d'état, le sang l'emporte sur les produits accessoires.

La durée ordinaire d'une époque menstruelle est de trois à quatre jours, mais il y a des variations individuelles très-grandes, comme pour l'in-

(1) Raciborski. Traité de la menstruation.

tervalle entre les époques, qui est normalement de quatre semaines, mais qui peut se réduire à deux ou monter à six.

La quantité de sang perdue est plus variable encore, car non-seulement elle présente des différences individuelles, mais encore elle peut subir, chez la même personne, des modifications tenant à l'âge, au régime, à l'hygiène, au climat, etc. ; entre quelques grammes et cinq cents ou six cents grammes, on trouve tous les intermédiaires.

Le sang des règles est visqueux, peu coagulable, ce qui est dû à la présence du mucus. « La menstruation est liée d'une manière intime « aux phénomènes de la chute de l'œuf ; elle « indique, dans l'organisme de la femme, une ten- « dance à fournir au développement du nouvel « être les matériaux qui lui sont nécessaires. « Quand la fécondation a eu lieu, la menstruation « se supprime, et elle reste suspendue pendant « tout le temps de la grossesse ; elle reste généra- « lement suspendue aussi pendant tout le temps « que la femme allaite son enfant (1). »

CHAPITRE II.

DES DÉVIATIONS.

On nomme déviation des menstrues toute hémorrhagie complémentaire ou supplémentaire des

(1) Béclard. *Physiologie.*

règles, se produisant régulièrement aux époques, et n'apparaissant pas dans les intervalles.

« Lorsque les voies consacrées à l'écoulement
« du sang menstruel sont fermées, la nature se
« fraie d'autres routes, et toutes les parties du
« corps peuvent alors devenir le siége de ce flux
« insolite. Mais c'est surtout par les membranes
« muqueuse et cutanée que la déviation a lieu.
« Ce dérangement des règles peut être primitif ou
« secondaire.

« Les règles peuvent se dévier vers les parties
« voisines de l'utérus, ou sur celles qui ont des
« rapports sympathiques avec lui. Elles affectent
« ordinairement dans ces écarts les organes délicats
« ou ceux qui ont été atteints par les maladies.
« Une irritation dans une partie peut y attirer
« l'afflux du sang. L'hémorrhagie supplémentaire
« a été vue dans toutes les parties du corps, mais
« elle se manifeste plus spécialement par le nez,
« l'estomac, les poumons, les vaisseaux hémor-
« rhoïdaux. Tantôt elle continue pendant toute sa
« durée à paraître dans le même endroit, tantôt
« elle se montre dans un grand nombre d'organes
« différents (1). »

A l'appui, Brierre de Boismont cite un grand nombre d'observations très-curieuses.

C'est d'abord une jeune fille, réglée à quatorze

(1) A. Brierre de Boismont *De la menstruation*.

ans, chez laquelle l'écoulement, après avoir été régulier pendant quelques mois, se supprime à la suite d'une vive frayeur. Aussitôt les jambes se gonflent, se couvrent de vésicules qui, pendant six mois, donnent issue au sang. Puis le bras gauche se tuméfie ; le sang choisit cette nouvelle route, les jambes guérissent. Successivement les menstrues apparaissent: six mois par le pouce gauche, à la suite d'une piqûre ; deux ans par la face, par deux ouvertures formées à la suite d'un érysipèle ; cinq mois par le nombril, quatre mois par la malléole interne du pied gauche, deux mois par l'oreille du même côté, trois mois par le sein gauche. Après cet exemple si curieux par la multiplicité et la durée des déviations, viennent des cas d'hémorrhagies nasales, d'hémoptysies, d'hématémèses survenant chaque mois à la place des règles qui avaient été supprimées.

Si l'écoulement par les voies génitales est totalement absent, les hémorrhagies sont dites supplémentaires ; s'il persiste un flux plus ou moins abondant par les voies naturelles, les déviations sont appelées complémentaires.

Ce dernier cas est de beaucoup le plus fréquent. Deux faits récents de ce genre sont rapportés dans la *Gazette des hôpitaux*. C'est d'abord une hématémèse se produisant par suite d'une suppression, à chaque époque, et coïncidant avec l'écoulement, par le vagin, de quelques gouttes de sang. La guérison est obtenue en peu de temps par un traitement moral qui, joint au repos et au régime, fait bientôt reparaître les règles normales.

Ensuite vient l'histoire d'une jeune fille de seize ans, dont les règles se suppriment à la suite d'une frayeur causée par une tentative de viol. Un petit écoulement de sang persiste par les organes génitaux, mais pendant vingt-quatre heures au plus, et le lendemain de la cessation du flux, au moment de son réveil, la jeune fille a deux ou trois vomissements de sang. Les choses se passent ainsi chaque mois depuis onze ans. Cet état n'a nullement été modifié par le mariage, sauf que les vomissements de sang se suppriment en même temps que les règles pendant les grossesses et l'allaitement. « De plus, ajoute l'auteur de l'article, chez cette malade, l'habitude des hématémèses complémentaires s'est si bien établie, qu'il a fallu renoncer à toute tentative pour les supprimer (1). »

Je ne partage pas entièrement cette manière de voir ; les grossesses me semblent fournir une très-bonne occasion de faire reprendre aux menstrues leur voie naturelle, en appliquant, après l'accouchement bien entendu, une médication topique prudente.

(1) Dr Révillout. *Gazette des Hôp.*, 6 juillet 1878.

Il est à remarquer que l'hémorrhagie supplémentaire se fait toujours par un organe ou par un point faible de l'économie. Si le poumon est attaqué, ce sont des hémoptysies qu'on voit survenir ; si un léger traumatisme vient à produire une solution de continuité dans le système cutané ou muqueux, la petite plaie devient le siége de la déviation ; y a-t-il des varices, des hémorrhoïdes, c'est un flux variqueux ou hémorrhoïdal qui supplée aux menstrues supprimées.

CHAPITRE III.

DES SUPPRESSIONS BRUSQUES NON SUIVIES D'HÉMORRHAGIES SUPPLÉMENTAIRES.

La conclusion nécessaire du chapitre précédent est que, toutes les fois que les règles, pour une cause ou pour une autre, ne trouvent pas leur écoulement par les voies génitales, elles se portent sur un autre point de l'organisme, où elles réussissent souvent à se faire jour, sous forme d'une hémorrhagie supplémentaire.

Ce phénomène me paraît être simplement un résultat de pléthore sanguine, et le choix de l'organe me semble déterminé par sa faiblesse, son peu de résistance à la congestion, puis à l'issue du sang.

Supposons maintenant que l'hémorrhagie sup-

plémentaire n'ait pas lieu, soit qu'aucun organe ne
présente les conditions nécessaires pour la production de ce phénomène, soit que la brusquerie de la
suppression n'ait permis, chez une femme jusqu'a-
lors bien réglée, à aucun organe de s'accoutumer
à une fonction qui ne lui appartient pas. L'hémorrhagie supplémentaire, que je regarde comme
un phénomène critique, ne se produisant pas, il
en résultera une stase du sang dans les organes où
il se sera porté.

De là, des accidents de congestion et même d'inflammation.

« Il n'est point de praticien qui, dans le cours
« de sa carrière, n'ait été consulté un grand nom-
« bre de fois pour des femmes bien portantes,
« qui, sous l'influence d'une impression quelcon-
« que, avaient vu leurs règles s'arrêter à l'instant
« même, et pour lesquelles cette suppression avait
« été le signal de malaises, de souffrances, de
« douleurs, d'indispositions, de maladies (1). »

ÉTIOLOGIE. — Les causes de cette aménorrhée
sont de deux ordres : causes physiques et causes
morales.

Causes physiques. — En première ligne se place
l'action du froid sous toutes les formes. Les chan-
gements brusques dans la température atmosphé-
rique, le passage d'un milieu chaud dans un mi-

---

(1) Brierre de Boismont, *loc. cit.*

lieu froid (sortie du bal, du théâtre, etc.); l'im-
mersion du corps, ou seulement des pieds, des
mains dans l'eau froide; les bains froids, les boissons glacées; l'exposition à la pluie; la suppression
d'un vêtement habituel, et surtout de ceux qui re-
couvrent les jambes et les organes pelviens (cale-
çons, jupons, etc.); descente dans une cave fraîche : toutes ces causes ayant leur maximum d'action quand le corps est en sueur. Le froid appliqué
aux organes génitaux : ablutions, douches froides ;
le contact de corps froids, comme lorsqu'on s'assoit sur un banc de pierre, sur le sol humide, sur
le gazon, etc. On trouve aussi, parmi les causes
fréquentes de suppressions : les coups, les chutes,
les fatigues exagérées, les excès de toute nature
(alcoolisme, plaisir sexuel, indigestion); l'abus de
certains médicaments, tels que mercure, substan-
ces styptiques, opium, purgatifs, vomitifs, quinquina à haute dose; les saignées, les sangsues; les
boissons et les aliments excitants; on a même
noté l'action d'une odeur forte et pénétrante.

Causes morales. — Les causes morales ont une
action plus manifeste encore, et le plus grand
nombre des suppressions observées sont dues à
des faits de cet ordre. Au premier rang se placent
la peur et toutes les grandes émotions. Les contra-
riétés, la surprise, la colère; les passions tristes;
l'inquiétude, la jalousie, les sentiments contrariés;
une mauvaise nouvelle, les chagrins, tous les évé-

nements malheureux qui impressionnent vivement : perte de position, de fortune, etc.; les ou-
trages à la pudeur; une crainte excessive de devenir enceinte, etc.

Symptomes. — Dès que les règles sont arrêtées,
les femmes éprouvent un abattement général, un
sentiment de pesanteur douloureuse à l'épigas-
tre et dans les lombes; des tiraillements dans ces
deux régions. L'état nerveux est singulièrement
altéré; on trouve une très-grande irritabilité, un
besoin de changer de place, parfois des appétits
sexuels exagérés; il survient un dégoût pour les
aliments, des douleurs vagues dans les membres,
des coliques, des pesanteurs de tête, des chaleurs
de poitrine, des crachements de sang; les tran-
chées utérines sont un des symptômes les plus
communs (1).

Diagnostic. — Les règles sont normalement
absentes : 1° avant la puberté; 2° après l'âge de
retour; 3° pendant la grossesse et la lactation. Ces
trois états doivent préoccuper tout d'abord le médecin, car les femmes ont souvent intérêt à simu-
ler ou dissimuler une grossesse, à cacher leur
âge. L'absence d'écoulement peut encore tenir à un
état anatomique : imperforation du col, du vagin
(rétention), — absence des ovaires, de l'utérus;
ou bien à un mauvais état général : chlorose, ané-

(1) Brierre de Boismont, *loc. cit.*

mie, débilité, scrofule, retard dans le développement; à certaines maladies chroniques graves ; à
une maladie aiguë.

Toutes ces causes d'absence des menstrues doivent être connues et écartées, car elles offrent des
indications différentes et même contraires de
celles que comporte la suppression brusque survenant au milieu de la santé.

Pour que l'aménorrhée mérite le nom de suppression brusque, il faut que l'écoulement sanguin
ayant commencé, ou la femme se sentant dans
cet état physiologique qui précède de peu le flux
cataménial, on voie tout à coup suppression, diminution ou absence de sang, coïncidant avec l'une
des causes habituelles de cet accident.

CHAPITRE IV.

DES MALADIES CAUSÉES PAR LES SUPPRESSIONS BRUSQUES.

Si la maladie se borne aux phénomènes morbides
que je viens d'énumérer, on a une suppression
pure et simple, le malaise diminue peu à peu, et,
aux prochaines menstrues, tout rentre dans l'ordre.
Bien souvent, malheureusement, il n'en est pas
ainsi, et, dès le début, on voit apparaître un appareil symptomatique beaucoup mieux localisé, in-
diquant de suite l'organe qui a été plus particulièrement victime de la dérivation des règles, aussi

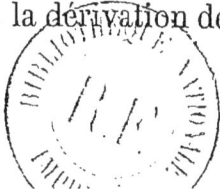

de quelle manière il a été frappé : c'est le plus souvent d'une congestion ou d'une inflammation.

J'énumérerai dans ce chapitre les plus fréquentes de ces maladies, et j'étudierai particulièrement dans le suivant les accidents pulmonaires.

Un point délicat est de ne pas regarder comme étant le résultat de la suppression des menstrues, des affections, qui, au contraire, en ont été la cause. On doit donc toujours examiner avec soin si les premiers symptômes de la maladie ont précédé l'aménorrhée, ou bien si, au contraire, celle-ci s'est produite avant toute manifestation morbide.

L'organe affecté peut être ou voisin ou éloigné de l'appareil génital.

Ce sera l'utérus lui-même ou ses annexes : il en résultera une métrite qui peut être interne ou parenchymateuse, et qui passe ordinairement à l'état chronique avec le caractère rebelle de ces affections. Aran déclare que les cas les plus nombreux de métrite reconnaissent pour cause des suppressions brusques des règles. Tel est le cas d'une domestique à qui l'on mit par plaisanterie une clef dans le dos pendant son écoulement menstruel : suppression, et, aussitôt, gastralgie et leucorrhée que six mois de traitement ne peuvent guérir (1).

(1) Brierre de Boismont.

Les leucorrhées, dans ces cas, tiennent souvent lieu des menstrues, et en suivent les vicissitudes.

On voit aussi se déclarer une ovarite, une pelvi-péritonite, une hématocèle.

Une femme de 22 ans voit s'arrêter ses règles au troisième jour, pour s'être exposée au froid et à l'humidité. Tumeur dans le cul-de-sac vaginal postérieur, présentant tous les symptômes du phlegmon péri-utérin ; résolution en quelques jours, grâce aux purgations et aux sangsues.

La péritonite menstruelle est généralement sans gravité. Une jeune fille s'assoit sur un banc de pierre pendant la période menstruelle ; les règles cessent, et elle présente le lendemain tous les symptômes d'une pelvi-péritonite droite. Guérison après une semaine du traitement habituel (1).

Les symptômes peuvent se produire du côté de la tête : bouffées de chaleur, congestion cérébrale, amaurose congestive. Une femme a une suppression : premiers symptômes du côté du cœur et de l'estomac, qui reviennent tous les mois et s'accompagnent bientôt de troubles de la vue : elle aperçoit les objets colorés en rouge (2).

Les troubles nerveux sont aussi fréquents que variés : dysurie, coliques utérines, coliques intestinales, gastralgies, météorisme, vomissements,

(1) Thèse 1857, n° 35.
(2) Brierre de Boismont.

engourdissement et faiblesse des extrémités in-
férieures, douleurs ostéocopes, vertiges, migrai-
nes, affections convulsives diverses, hydrophobie,
paralysie, surdité, troubles de la vue, troubles
dans le caractère, dans les facultés mentales, délire, manie aiguë, souvent aliénation mentale
chronique et même incurable.

Une femme, à la suite d'une suppression causée
par un rapprochement sexuel accompli au milieu
d'une grande exaltation, est prise de manie et de
catalepsie (1).

Un cas d'hydrophobie est cité chez une fille,
dont la suppression a été occasionnée par des ten-
tatives érotiques de la part d'un jeune homme.
Accidents nerveux divers, puis délire furieux qui
survenait à la vue des liquides. La mort fut ra-
pide.

Le foie, la rate, les poumons (2), sont souvent
engorgés et enflammés. On a vu ces deux premiers organes, à la suite de fluxions répétées d'o-
rigine menstruelle être atteints d'une hypertrophie considérable.

Le tube digestif peut être atteint, soit dans son
innervation, soit dans sa texture même. Nombre
d'ulcères de l'estomac sont survenus chez les
femmes, à la suite d'hématémèses menstruelles

(1) Brierre de Boismont.
(2 Voir chapitre V.

répétées. Une jeune fille de 16 ans a un violent chagrin pendant une époque. Elle a d'abord une ménorrhagie, puis une suppression presque complète; premier phénomène morbide, spasme de l'œsophage, tétanos, gastralgie, puis amaurose et surdité. Elle ne reconnaît plus qu'au tact. Affaiblissement graduel par suite du spasme de l'œsophage, inanition, puis enfin mort (1).

Enfin, j'ai remarqué que Bernutz et Goupil, dans leur ouvrage aussi savant que pratique, sur les maladies des femmes, reconnaissent les suppressions menstruelles comme une des causes les plus fréquentes et les plus actives des affections qu'ils étudient.

Raciborski interprète différemment ces phénomènes morbides :

« Ce qui prouve le mieux, dit-il, que l'hémor-
« rhagie supprimée n'est pour rien dans leur pro-
« duction, c'est que la nature de ces accidents
« varie, et qu'elle est toujours en rapport avec le
« caractère des causes qui les ont fait naître.
« Ainsi, l'on peut être sûr d'avance que, lorsqu'il
« s'agit d'une frayeur, d'un profond chagrin ou
« d'une violente douleur, la suppression des règles
« sera accompagnée de quelques troubles de l'in-
« nervation, tels que l'hystéralgie, un accès d'hys-
« térie, une attaque épileptiforme, le délire, l'a-

(1) Bernutz et Goupil (*Maladies des femmes*).

« liénation mentale, etc.; etc. Lorsqu'au contraire
« la cause qui a supprimé les règles n'a pas, par
« sa nature, d'action directe sur l'innervation,
« que ce soit, par exemple, une transition brus-
« que du chaud au froid, l'exposition à la pluie,
« etc., etc., on ne verra plus survenir d'accidents
« nerveux, mais des phlegmasies telles qu'une
« fluxion de poitrine, une pleurésie, une angine
« tonsillaire, une métrite, etc., etc., en un mot
« des affections de la même nature que celles que
« des causes semblables ont l'habitude de pro-
« duire, en dehors des époques menstruelles.
« L'influence cataméniale ne joue donc d'autre
« rôle dans cette circonstance que celui de prédis-
« poser davantage aux maladies, à cause de l'im-
« pressionnabilité plus grande des femmes au
« moment des règles (1). »

Je ne saurais accepter cette opinion trop exclu-
sive en présence des observations que j'ai lues et
de celles que j'ai recueillies. Les influences qui
suppriment les menstrues sont parfois si légères
qu'on ne peut raisonnablement les regarder
comme ayant causé les accidents parfois terribles
qui en sont la conséquence. Une femme aura beau
être délicate, et voir son impressionnabilité re-
doubler pendant la période menstruelle, ce n'est
pas l'action de s'asseoir sur un banc de pierre qui

(1) Raciborski. *Traité de la menstruation.*

pourrait lui donner une pneumonie ou une pelvi-
péritonite, s'il n'y avait pas là l'action malfaisante
de tout ce sang qui veut et qui ne peut sortir.
Sans doute, on ne saurait, avec Brierre de Boismont, reconnaître au sang menstruel des qualités
vénéneuses, opinion qui remonte aux doctrines
hippocratiques; mais la plupart des accidents ob-
servés sont bien évidemment des phénomènes de
pléthore, des congestions déplacées. L'influence
des causes sur le genre de maladie produit est
évidente, mais cela n'exclut nullement l'action
pernicieuse du sang retenu. J'ai dit plus haut que
le choix de l'organe affecté par les suppressions
était souvent déterminé par la faiblesse de cet organe. On conçoit dès lors que les émotions morales aient pour résultat des phénomènes nerveux,
car les femmes les plus sujettes à ces sortes d'influences seront celles qui sont atteintes d'une né-
vropathie plus ou moins prononcée. D'ailleurs,
rien n'empêche d'attribuer à la cause qui a produit la suppression une action localisatrice, diri-
geant les accidents vers le système qui a été
ébranlé. C'est alors la cause même de la suppression qui donne à tel ou tel organe la récep-
tivité pour les accidents consécutifs, en le met-
tant dans les conditions de faiblesse qui constituent l'imminence morbide. Ainsi le froid, ayant
surtout de l'influence sur les organes respiratoires,
amène la congestion déplacée dans les poumons

Comment refuser à la pléthore sanguine toute influence, quand on voit, chez les hommes, la suppression d'une hémorrhagie habituelle, du flux hémorrhoïdal, par exemple, produire des congestions cérébrales, hépatiques, pulmonaires, bref, des accidents nerveux et viscéraux tout comme la suppression des menstrues en cause chez la femme? Faut-il, dans ces cas, invoquer l'impressionnabilité menstruelle de Raciborski?

On peut donc généraliser la proposition, et dire : La suppression de toute hémorrhagie habituelle peut causer une congestion, *une fluxion compensatrice* (1), dont le siége est variable, mais qui a une tendance marquée à se porter vers les parenchymes les plus vasculaires.

CHAPITRE V.

ACCIDENTS PULMONAIRES CAUSÉS PAR LA SUPPRESSION BRUSQUE DES MENSTRUES.

J'ai connu, il y a quelques années, une dame L***, qui, bien que mariée, menait une vie fort dissipée. D'une beauté remarquable, d'un tempérament excellent, d'une santé parfaite, elle se livrait, sans même en éprouver de fatigue, à tous les plaisirs, et trouvait moyen de suffire encore

(1) Jaccoud., *Path. int.*, p. 813.

aux occupations et aux soins que lui donnait une maison de modes qu'elle dirigeait. Une seule chose venait périodiquement interrompre les douceurs de cette existence, c'était l'apparition des règles, qu'elle avait abondantes, indolores, régulières, normales en un mot. — Je puis rapporter, d'une manière certaine, tous ces détails, que je tiens de son entourage. — Les menstrues, donc, l'obligeaient à se tenir tranquille quatre ou cinq jours par mois, et c'était, pour cette nature ardente, autant de perdu pour le plaisir. Elle découvrit, accidentellement, le moyen de se débarrasser des ennuis de cette fonction importune.

Un jour, se rendant, avec une de ses ouvrières, au bain froid, où elle allait souvent, elle s'aperçoit *que son sang arrivait*. Elle fait part de la chose à sa compagne, qui, pénétrée des bons principes que presque toutes les femmes ont sur l'hygiène des menstrues, lui conseille de rebrousser chemin, en lui exposant les dangers d'une ablution froide dans un pareil moment. « Bah! répond la dame, *rien ne me fait à moi ;* j'ai une santé de fer. » — On arrive, on se baigne. En sortant de l'eau, l'écoulement était arrêté. Madame L*** regagne son domicile, aussi fraîche, aussi pimpante que jamais, et en plaisantant sur les appréhensions qu'avait manifestées son ouvrière. De fait, elle n'eut aucun accident, et fut enchantée de sa découverte.

Elle en parla, un jour, à une de ses amies, qui lui dit : « Je connais cela; j'ai moi-même arrêté *mes affaires,* une fois, avec une douche froide sur les reins. Mais j'ai failli en mourir : je ne vous conseille pas de recommencer une pareille imprudence. »

Tout ce que madame L*** retint de ces paroles, ce fut qu'une douche froide produisait le même effet qu'un bain : c'était une simplification ; une douche peut se prendre en toute saison, sans sortir du quartier, à domicile même. Elle usa de la recette et put, chose étonnante, renouveler, cinq ou six mois de suite, cette dangereuse expérience.

Une fois, pourtant, et ce fut la dernière, elle eut un frisson le soir même de la douche anti-menstruelle, mais n'en alla pas moins à une partie de plaisir décidée pour le soir. Elle rentra avec la fièvre et se coucha très-malade. Le lendemain on appela le médecin (1), à qui l'on ne voulut pas faire part des imprudences de la dame, et qui réserva son diagnostic jusqu'au lendemain. A cette seconde visite, il déclara une fluxion de poitrine, et donna un traitement approprié.

Le médecin ausculta sa cliente, moi je ne vis que les crachats, qui étaient caractéristiques de la pneumonie. Quelques jours après, il y avait un point de pleurésie, bientôt un épanchement pleu-

(1) M. le Dr Mallet, rue Poulet, 21 (Montmartre).

ral, qui vint aggraver singulièrement la situation de la malade. Elle succomba en dix jours, sans que les règles eussent reparu.

Ces accidents rapides, chez une femme si bien portante, attirèrent mon attention, et, en ma qualité d'étudiant en médecine, je m'informai, auprès de l'entourage de madame L***, des circonstances dans lesquelles la maladie s'était déclarée. C'est alors qu'on m'apprit les faits que je viens de rapporter.

Tout cela me frappa d'autant plus que je savais à peine, alors, ce que c'était qu'une suppression de règles, et que j'ignorais à quels accidents graves cela exposait les femmes. J'ai remarqué, depuis, que les suppressions étaient très-peu mentionnées comme cause de phlegmasies pulmonaires, dans les ouvrages classiques de pathologie. Ayant, cependant, rencontré dans les hôpitaux quelques cas de ce genre, l'idée m'est venue de ce travail, que je considérais comme devant combler une lacune.

Les recherches que j'ai dû faire m'ont appris que la chose n'était pas aussi neuve que je l'avais supposé d'abord, car les ouvrages spéciaux sur les maladies des femmes renferment de nombreuses observations d'accidents pulmonaires survenus à la suite de suppressions. Je n'en ai pas moins persévéré dans mon idée de traiter ce sujet, et, si je n'ai pas apporté à l'édifice de la science une pierre nouvelle, je me suis livré à une étude qui m'a vivement intéressé, et dont j'ai cru pouvoir, avec quelque utilité, consigner les résultats dans ce travail.

Si les auteurs admettent assez volontiers la production des congestions pulmonaires, des bronchites par suite de suppressions, on les trouve moins disposés à accepter cette cause dans l'inflammation franche du parenchyme de cet organe et de ses enveloppes.

Jaccoud mentionne cette cause dans l'étiologie de la pneumonie catarrhale, mais n'en parle pas dans la pneumonie fibrineuse.

Trousseau, dans les cliniques de l'Hôtel-Dieu (voir la leçon consacrée aux hémoptysies), parle de l'influence des hémoptysies supplémentaires sur le développement et la marche de la tuberculose, mais reste muet sur cet ordre de phénomènes dans les phlegmasies du poumon. Dans une très-belle observation, rapportée au cours d'une autre leçon, de pleurésie succédant à un phlegmon péri-utérin, j'ai regretté de ne rien trouver concernant la menstruation de la malade; cette fonction a dû être probablement plus ou moins troublée par l'affection pelvienne, et cela faisait cadrer parfaitement l'observation avec mon sujet.

Dans l'ouvrage de Hardy et Behier, il est dit à propos de la bronchite chronique : « Il est quel- « ques exemples, fort rares, du reste, qui per-

« mettraient d'admettre que la bronchite chro-
« nique a parfois remplacé, par l'abondance de ses
« crachats, des flux ou des suppurations suppri-
« mées. »

Grisolle (traité de la *Pneumonie*) se montre
sceptique et peu disposé à admettre la suppression
des menstrues dans son étiologie. Cependant, il
cite des faits dans lesquels on verrait volontiers
des pneumonies reconnaissant pour cause l'aménorrhée. Sur onze femmes atteintes de pneumonie, quatre avaient eu leurs règles depuis huit,
quinze et vingt jours, quand la maladie débuta.
Six autres étaient arrivées à la période menstruelle. Parmi celles-ci, trois furent affectées de
pneumonie pendant que les règles coulaient encore, sans que l'écoulement ait été en rien modifié
par la maladie. Mais trois autres femmes, arrivées
à l'époque menstruelle lorsqu'elles tombèrent
malades, n'avaient pas encore vu paraître le
sang, et la pneumonie eut pour effet d'en empê-
cher l'éruption. Enfin, la dernière de ces onze
malades avait un retard de douze jours quand
elle fut atteinte de pneumonie.

Sur ces quatre derniers cas de pneumonie
accompagnée d'aménorrhée, il en est un, le dernier mentionné, où la suppression me paraît
s'imposer comme cause, car elle précède mani-
festement la maladie ; dans les trois autres, la
même interprétation me paraît très-admissible,

mais ne s'impose pas. Pourtant, si l'on admet, comme semble l'indiquer Grisolle, que ce fut la pneumonie qui supprima les règles, ces faits montrent qu'il existe entre l'utérus et le poumon une étroite relation qui n'est pas un faible argument en faveur de ma thèse.

Bouillaud (clinique de la Charité) ne fait mention, dans aucune de ses observations sur les accidents pulmonaires chez les femmes, de la menstruation des malades. C'est là une véritable lacune, qui a probablement laissé planer beaucoup de doutes sur l'étiologie de ces maladies, et il est à remarquer que dans beaucoup de cas la cause est déclarée inconnue.

On lit dans Monneret (*Path. Int.*, tome I, page 308) : « Un grand nombre de prétendues « pneumonies ne sont que des congestions du « tissu pulmonaire et des bronches. Cet effet peut « se produire sous l'empire de la suspension d'un « flux sanguin naturèl, tel que celui des règles ou « d'une hémorrhagie accidentelle, diminuée ou « supprimée. On conçoit que beaucoup d'hypé- « rémies tiennent à la suspension d'un flux et ré- « ciproquement. »

Si la congestion est possible, l'inflammation l'est également. Ce n'est qu'une question de plus et de moins. Une congestion prolongée ou fréquemment répétée peut amener l'inflammation de l'organe qui en est le siége, surtout s'il est prédisposé par sa faiblesse ou par toute autre circonstance à devenir le siége d'une phlegmasie.

Le même auteur dit plus loin, à l'article Bronchorrhagie : « La bronchorrhagie supplémentaire des règles supprimées a une existence bien démontrée. »

Je ne trouve rien dans les Cliniques d'Andral, rien dans celles de Piorry, bien que ces auteurs aient particulièrement étudié les maladies du poumon.

Les gynécologistes, au contraire, plus pénétrés de l'importance de la fonction menstruelle, en indiquent très-fréquemment les troubles comme cause de maladies, et principalement d'affections pulmonaires ; soit qu'ils aient mieux analysé les faits à ce point de vue qui les intéressait spécialement, soit que la préoccupation de leur sujet les ait portés à rattacher trop facilement les effets morbides à une cause qu'ils avaient toujours présente à l'esprit. Mais, dût-on laisser de côté les trois quarts des observations que renferment leurs ouvrages. il en resterait encore assez pour établir d'une façon certaine la relation intime des poumons et de l'utérus au point de vue du déplacement des congestions.

Pour quelles raisons le poumon, organe si éloigné de l'utérus, ressent-il si vivement et si fréquemment le contre-coup des troubles menstruels ? Pourquoi, réciproquement, l'utérus est-il si facilement frappé dans sa fonction cataméniale par les accidents pulmonaires? Admettrons-nous, avec Brierre de Boismont, que le poumon est *lié sympathiquement* avec l'utérus? On se contente difficilement, aujourd'hui, de ces explications un peu mystiques si chères aux médecins de l'ancienne école. Faut-il supposer, avec d'autres auteurs, que le sang des règles va d'abord irriter les centres nerveux, puis, par action reflexe, causer des inflammations pulmonaires? Ce serait là, peut-être, faire la part trop belle à la prétendue septicité du sang menstruel, que l'on sait, aujourd'hui, avoir la composition du sang ordinaire, ne contenant en plus que les sécrétions utérines et vaginales.

Je croirais, pour mon compte, qu'il y a là un simple phénomène d'hydraulique. Le sang des menstrues est élaboré, il afflue vers les organes génitaux, pour remplir un but physiologique, le développement d'un être nouveau. Mais la fécondation n'a pas lieu, le sang devient inutile, et surchargerait l'organisme; à la muqueuse utérine est alors confié le soin de débarrasser le système vasculaire de ce trop-plein. Vienne alors une cause qui entrave ou supprime cette fonction (1), le sang se répand dans différents organes, et de préférence dans les plus vasculaires. Or le pou-

(1) Voir Étiologie des suppressions, chap. III.

mon, eu égard à sa masse, est le tissu le plus vasculaire du corps humain (1). On comprend dès
lors la grande fréquence des accidents pulmonaires, qui surviendront toujours après les suppressions, à moins qu'il n'y ait dans l'organisme
un point plus faible où les altérations appelleront
l'inflammation.

Les accidents pulmonaires que l'on voit le plus
souvent résulter des troubles de la menstruation,
sont : les hémoptysies, la tuberculose, la bronchite, la pneumonie catarrhale, la pneumonie
franche, la pleurésie.

Nous étudierons successivement ces affections.

HÉMOPTYSIES. — C'est le phénomène le plus
fréquent et le moins grave de ceux qui résultent
de la suppression des menstrues. Aucun signe
d'auscultation ne les annonce ordinairement. Il
y a seulement une dyspnée plus ou moins prononcée. Les hémoptysies sont plus ou moins
abondantes, et n'ont d'inconvénient grave que si
elles persistent longtemps, ou si le poumon était
déjà en mauvais état. Ces hémorrhagies supplémentaires ont cela de particulier, qu'elles persistent parfois très-longtemps, revenant chaque
mois sous forme de déviations.

(1) Les tissus érectiles renfermeraient plus de vaisseaux, mais avec
une disposition anatomique qui leur est propre, et qui n'en permet la
congestion que sous des influences spéciales.

OBSERVATION Iʳᵉ (1). — Une fille de 19 ans, a, depuis l'âge de 12 ans, des hémoptysies mensuellement périodiques, tenant sans doute à une suppression. Le sang était d'une belle couleur rouge. Deux ou trois jours avant le flux insolite, elle avait de la fièvre, de l'oppression, de la difficulté à respirer, mais elle ne toussait pas. La quantité de sang qu'elle rendait pouvait remplir une assiette. Pendant l'expectoration, cette fille était malade, mais à peine l'hémoptysie était-elle terminée, que sa santé se rétablissait et qu'elle se livrait à ses travaux habituels. Dans l'intervalle d'un mois à l'autre, elle n'éprouvait pas de gêne de la respiration, elle ne toussait pas, l'appétit était bon.

OBSERVATION II (2). — La nommée Pauline S..., 17 ans, domestique, a de bons antécédents, peut-être un peu de faiblesse de poitrine, car elle se rappelle avoir pris dans son enfance du lait d'ânesse. A quinze ans, apparition des règles, abondantes et de longue durée (douze jours). Le mois suivant, les règles ne se montrèrent point. Il en fut ainsi pendant quatre mois ; seulement, au bout du second mois, apparaissait une hémoptysie. Une médication emménagogue ramène les menstrues, sans supprimer les crachements de sang. Après neuf mois de cette situation, la malade est prise tout à coup d'une hémoptysie considérable, qui ne s'était annoncée que par de légères douleurs entre les épaules, un peu de dyspnée, et par quelques troubles dyspeptiques. Les crachements de sang deviennent continus, mais plus abondants aux époques menstruelles. — Il y a encore deux hémoptysies considérables, coïncidant avec deux époques. On l'ausculte, et bien que les phénomènes hémoptoïques durent depuis deux ans, il n'y a aucun signe physique de tuberculose. L'interrogatoire ne révèle aucun signe rationnel.

TUBERCULOSE. — La tuberculose un peu avancée

(1) Brierre de Boismont.
(2) Thèse 1875, nᵒ 207.

a pour effet constant de supprimer les menstrues.
On note à peine quelques exceptions à cette règle.
Cependant ce ne sont pas là des faits qu'on puisse
invoquer pour prouver une relation sympathique
entre l'utérus et les poumons. Dans une maladie
qui produit une cachexie aussi profonde que le
fait la tuberculose, la suppression du sang mens-
truel est un simple phénomène d'anémie. Cependant, on ne peut refuser aux suppressions menstruelles une action très-directe et malheureusement
très-funeste sur les progrès de la phthisie et sur le
développement de cette maladie dans les poumons
prédisposés.

OBSERVATION III (1). — Une femme atteinte depuis quelques
années d'une affection pulmonaire qui ne faisait que peu de progrès, a ses règles arrêtées par une pluie très-froide. Immédiatement après, elle est prise d'un étouffement considérable, suivi
d'une hémoptysie abondante. L'hémorrhagie se renouvelle à différentes reprises, et l'affection pulmonaire marche ensuite avec une
grande rapidité.

OBSERVATION IV (2). — Une demoiselle avait inspiré des inquié-
tudes à sa famille, à raison des accidents qui s'étaient manifestés
vers la poitrine. Un traitement convenable, suivi avec persévérance,
avait fait cesser les craintes depuis plusieurs années, lorsque la
nouvelle de la mort de son frère lui occasionne un si vif chagrin
que les règles sont arrêtées. Bientôt les caractères de l'ancienne
affection de poitrine se dessinent avec plus de violence que jamais;
la toux, l'amaigrissement, les sueurs révèlent un danger pressant.

(1) Brierre de Boismont. *De la menstruation.*
(2) Brierre de Boismont.

Des soins bien entendus, un voyage dans les pays chauds, sont parvenus à triompher du mal; la santé s'est de nouveau montrée avec le rétablissement des menstrues.

BRONCHITE. — La bronchite est une maladie trop commune et trop facile à contracter pour ne pas se présenter fréquemment dans les suppressions menstruelles. Toutefois, elle me semble emprunter à cette cause un caractère de gravité spécial, une tendance à devenir capillaire. Je présente à ce sujet une observation importante, et j'ai l'autorité de Jaccoud, qui considère les suppressions comme pouvant amener des pneumonies catarrhales.

OBSERVATION V (*Personnelle*) (1). — La nommée Legave Reine, âgée de 31 ans, femme de chambre, est entrée le 15 février 1878 dans le service de M. Laboulbène salle Saint-Vincent, lit n° 15, à l'hôpital de la Charité. Elle n'a jamais été malade. Elle a été réglée à 17 ans, et, depuis trois ans, voit le flux utérin apparaître tous les quinze jours. Le 13 février, pendant la période menstruelle, elle descend à la cave, prend froid, et les règles s'arrêtent le soir même. Elle éprouve aussitôt une douleur très-vive dans le ventre du côté droit, surtout pendant la marche. Cet état, qui persiste toute la journée du 14, l'engage à entrer à l'hôpital. Le 15, jour de son entrée, on ne trouve au ventre ni douleur à la pression, ni gonflement. La malade tousse un peu, mais ne crache pas. A l'examen de la poitrine, on trouve : vibrations à peu près nulles de chaque côté; submatité à gauche et en arrière; râles crépitants par petites bouffées du même côté; rien au cœur. Le pouls est fréquent, régulier, dur ; la peau est chaude, halitueuse.

(1) Sous la direction de M. Routier, interne à la Charité.

16 *février, au soir* : Les règles, qui avaient à peu près disparu, ont revenues en abondance. On entend des râles crépitants dans tout le poumon gauche, et quelques râles sibilants du côté droit; peau chaude, pulsations 92, température 37°2.

Du 16 *au* 27 *février* la malade accuse toujours des douleurs vives dans le ventre, sans que la pression et la palpation semblent les augmenter beaucoup ; elle n'a pas de point de côté. Les râles crépitants existent à droite et à gauche, en haut et à la base ; la malade tousse, mais ne rend pas de crachats.

28 *février*. — Les règles, qui ont cessé depuis quelques jours, reviennent en abondance, mais sont bientôt remplacées par un écoulement blanc ; le linge est taché en vert. Au spéculum, on constate l'existence d'une vaginite. Le col est nullipare, et laisse écouler une grande quantité de mucus.

1ᵉʳ *mars*. — La malade a encore à gauche et en arrière des râles crépitants.

6 *mars*. — Elle est toujours dans un état fébrile, la peau est humide ; elle tousse, mais il n'y a plus de matité aux deux bases ; à l'auscultation on y entend des râles crépitants un peu gros, qui vont en s'étendant vers l'aisselle ; respiration rude, avec un peu d'expiration soufflante et prolongée aux sommets ; crachats épais, visqueux, opaques de la bronchite.

11 *mars*. — Moins de râles à l'auscultation ; peu de crachats ; les douleurs de ventre persistent.

17 *mars*. — Douleur dans la poitrine, mais surtout dans le ventre ; râles crépitants fins, sans souffle, à droite à la base, empiétant sur les parties latérales: vésicatoire. Il y a des râles plus gros à gauche, à la base, et quelques râles crépitants redux. Les crachats sont peu abondants et aérés.

28 *mars*. — La bronchite est tout à fait finie. On continue de la traiter pour sa vaginite et une ulcération du col.

22 *avril*. — Cette femme sort complétement guérie,

Si l'on analyse cette observation, on y trouve : 1° que le refroidissement léger qu'une femme a éprouvé en entrant dans une cave, sans y séjourner, a amené des accidents qu'une cause aussi légère a bien rarement pour effets en dehors de la période menstruelle; 2° que la persistance de la fièvre, jointe à la finesse des râles, indique une affection bien plus voisine de la bronchite capillaire que de la bronchite simple ; 3° que, si les règles, en revenant le lendemain du début des accidents, ne les eussent pas fait entièrement disparaître, leur réapparition a eu sans doute pour résultat de conjurer des accidents plus graves, car, par les premiers symptômes, la malade semblait en imminence de pneumonie catarrhale et de péritonite.

PNEUMONIE. — La pneumonie franche peut résulter aussi des suppressions brusques des menstrues. Il est faux qu'elle ait dans ce cas pour caractère une grande bénignité. Je rappellerai ici le souvenir clinique que j'ai consigné au commencement de ce chapitre, et où la mort vint couronner un appareil symptomatique bien caractérisé de pleuro-pneumonie franche. Quant aux circonstances déterminantes de ces affections, je crois n'avoir pas poussé trop loin les conséquences du précepte : *Post hoc, ergo propter hoc ;* et j'ai choisi mes observations parmi celles qui m'ont semblé laisser le moins de doute sur la relation de cause à effet entre la suppression des règles et la maladie.

OBSERVATION VI (*Personnelle, recueillie en ville*) (1). — La nommée M..., âgée de 29 ans, cuisinière, a de bons antécédents héréditaires. Elle a eu, il y a treize ans, la fièvre typhoïde. Elle est habituellement bien réglée. Le 10 février (1877), pendant la période menstruelle, elle lava sa cuisine et savonna du linge dans la matinée : les règles se supprimèrent complétement. Vers 4 heures du soir elle sentit un grand malaise général, des douleurs vagues, et se coucha. La nuit fut mauvaise, elle eut un grand frisson qui dura, dit-elle, une bonne partie de la nuit.

11 février. — C'est le jour où la malade fut examinée. Elle présente un visage coloré, la peau chaude, une fièvre très-intense ; elle a à gauche un point de côté bien localisé ; quelques accès de toux, comprimée à cause de la douleur occasionnée par les mouvements respiratoires. Il n'y a pas de crachats. A l'auscultation on trouve, à gauche : submatité à la base, et râles crépitants fins, en arrière ; à droite, quelques râles crépitants à la base. On applique 15 ventouses scarifiées, et on donne une potion avec oxyde blanc d'antimoine.

12 février. — Les râles crépitants ont augmenté, et s'accompagnent maintenant de souffle. Cet état dure quatre jours en s'amendant graduellement. Dès le 12, elle expectore des crachats d'abord sucre d'orge, puis de moins en moins teintés. L'expectoration est peu abondante, et colle au fond du vase. On ordonne un vésicatoire.

13 février. — Les règles sont un peu revenues et coulent deux jours et demi. L'état s'améliore sensiblement, les râles deviennent plus gros, la fièvre tombe, les crachats sont peu teintés.

---

(1) Sous la direction de M. Routier, interne à la Charité.

20 *février*. — La malade s'est levée, et, après quelques jours de convalescence, la guérison a été complète.

Dans cette observation je ferai remarquer que le mieux a coïncidé avec la réapparition des règles.

OBSERVATION VII (1). — La nommée Chénard, âgée de 21 ans, domestique, blonde, d'une bonne constitution, a été réglée à 17 ans, sans avoir jamais éprouvée aucun dérangement dans ses menstrues : leur durée était de 8 jours, leur quantité considérable. La veille de son entrée à l'hôpital, elle avait fait une course très-rapide et s'était assise, toute en sueur, sur un banc de pierre ; elle avait alors ses règles, elles s'arrêtèrent aussitôt. Cette jeune fille fut prise immédiatement d'un mal de gorge très-violent. Elle revint chez elle très-mal à son aise, elle se sentait gênée de la respiration ; son indisposition faisant des progrès, elle se rendit à l'Hôtel-Dieu où elle fut traitée pour une fluxion de poitrine. Les règles se montrèrent à son entrée, mais moins fortes et accompagnées d'un écoulement blanc très-abondant. Elle avait des palpitations de cœur très-violentes, une gêne considérable de la respiration, un mouvement fébrile très-prononcé ; on lui pratiqua trois saignées, en même temps on lui fit une application de sangsues et on lui mit des ventouses sur le côté gauche : elle prit de la digitale, des frictions furent faites sur la région précordiale avec le médicament. Les palpitations et les autres symptômes se calmèrent, mais de nouveaux accidents, de nature typhoïde, se manifestèrent ; on vit se dessiner sur le ventre des taches lenticulaires ; un épistaxis fort intense eut lieu.

En auscultant la poitrine, on découvrit que la respiration se faisait mal à droite, on y entendait des râles muqueux très-forts. La malade était dans une sorte de prostration, le ventre météorisé, mais il n'y avait pas de dévoiement. Les battements du cœur étaient obscurs, tumultueux, la peau chaude, le pouls fébrile ; il

(1) Brierre de Boismont.

y avait de la soif ; la malade avait craché un peu de sang à diverses reprises.

La maladie continuant à faire des progrès, le côté droit devient complétement mat, la respiration bronchique. La nature du mal, si longtemps insidieuse, s'était enfin révélée : il existait une pneumonie droite. La faiblesse faisait tous les jours des progrès ; une hémorrhagie pulmonaire fort inquiétante eut lieu par les voies aériennes. Quelques jours après on n'entendait plus que des râles muqueux à la base des poumons. On prescrivit une potion stibiée, un vésicatoire sur le côté, des sinapismes aux cuisses, le vin de Bagnols, et des frictions avec la teinture de succin. La malade mourut après plus de deux mois de maladie, y compris les accidents qui avaient précédé l'affection pulmonaire.

L'autopsie fit voir une hépatisation rouge de tout le poumon droit ; d'espace en espace on y découvrait des points en suppuration. Le poumon gauche présentait déjà quelques portions engouées ; il n'y avait aucune trace de résolution.

Nous laissons l'auteur tirer de cette observation des conclusions que nous acceptons entièrement.

« L'observation que l'on vient de lire, ajoute
« Brierre de Boismont, est une preuve de plus en
« faveur de l'influence des règles sur les maladies.
« La fille en question était bien constituée, parfai-
« tement réglée, jamais elle n'avait été malade ;
« mais elle commet une imprudence dans un mo-
« ment où les femmes ne s'exposent point impu-
« nément ; aussitôt les règles sont arrêtées, et des
« accidents graves font suffisamment connaître
« l'atteinte portée à l'économie. Enfin la maladie
« se localise, et le poumon qui avait déjà une pré-
« disposition, supporte tout l'effort morbide. Il

« est bien évident que, dans le cas dont il s'agit, le
« dérangement de la menstruation a été le point
« de départ des désordres fonctionnels qu'a pré-
« sentés cette jeune fille, et que la mort ne saurait
« être attribuée à autre chose (1). »

Cette opinion bien arrêtée sur la possibilité des
phlegmasies pulmonaires graves résultant des
suppressions est partagée par Royer-Collard, qui
s'exprime ainsi à ce sujet : « Les phlegmasies lo-
« cales attaquent de préférence les personnes dis-
« posées à la pléthore. S'il se trouve chez elles un
« organe qui soit dans un état actuel d'irritation,
« cet organe devient alors le centre d'une conges-
« tion sanguine plus ou moins considérable, et le
« siège d'une inflammation proportionnée à la
« violence de cette congestion. Les plus dange-
« reuses de ces inflammations sont, incontesta-
« blement, la frénésie, la péripneumonie et la
« péritonite (2). »

Pleurésie. — La pleurésie accompagne si fréquemment la pneumonie que constater l'existence
de cette dernière, c'est prouver la possibilité de
l'autre, dans les suppressions des menstrues. On
rencontrera ces deux affections soit simultané-
ment, soit successivement, soit isolément. J'em-
prunte à une thèse de 1856 l'observation suivante :

(1) Brierre de Boismont, *loc. cit.*
(2) Dict. en soixante vol. : Aménorrhée. Royer-Collard.

OBSERVATION VIII. — Jeanne-Marie L..., 32 ans, couturière, entrée à l'hôpital pour abcès froids dans l'épaisseur des parois thoraciques, a été réglée à 20 ans pour la première fois; elle était atteinte de chlorose. La menstruation n'a jamais été très-régulière jusqu'à l'âge de 23 ans; à 31 ans ses règles se sont supprimées, et n'ont pas reparu pendant dix-neuf mois. Le mercredi 24 septembre, en prenant un bain sulfureux, elle s'aperçoit que ses règles coulent; en sortant du bain elle éprouve un froid très-intense, et l'hémorrhagie utérine est à l'instant supprimée. Dès le soir, fièvre intense, point pleurétique; le lendemain matin, à la visite, le chef de service reconnaît une pleurésie aiguë, pour laquelle elle subit en ce moment un raitement énergique. J'ai omis de dire que l'abcès froid avait été ponctionné et qu'on avait déterminé l'inflammation adhésive du kyste par les injections iodées. Est-ce l'influence de ce traitement qui a fait réapparaître les règles supprimées depuis dix-neuf mois?

CHAPITRE VI.

TRAITEMENT.

Quelles sont les conséquences thérapeutiques qui résultent de tout ce qui précède? Pour Raciborski, qui nie l'influence du sang retenu, rien de spécial n'en découle pour le traitement. Pour Brierre de Boismont, Nonat, Courty, Churchill, etc., le rappel des menstrues est nettement indiqué.

Je partage, pour mon compte, cette manière de voir, sous certaines réserves que je ferai plus bas. On voit en effet, d'après plusieurs de mes observations, que souvent le retour des règles est le si-

gnal d'une amélioration sensible, et même de la
guérison. Par conséquent, dans tous les cas où
la constitution de la malade, l'état aigu de l'inflammation, la fièvre, indiqueront la saignée, on cher-
chera à procurer cette émission sanguine naturelle,
dont la suppression a été pour beaucoup dans la
production de la maladie. Cette pratique n'empêche pas d'ailleurs de faire une saignée ordinaire si la situation la réclame, car on attend parfois très-longtemps le retour des règles, et souvent
même on ne réussit pas à les rappeler : or, il ne
faudrait pas, en s'exagérant l'importance du rétablissement de la fonction, priver la malade d'une
émission sanguine immédiate qui peut être son
salut. Mais, en même temps que l'on fait une saignée du bras, par exemple, rien n'empêche de
promener des sinapismes sur les jambes, de pla-
cer des sangsues à la partie interne des cuisses
ou à l'anus chez les filles, sur le col utérin chez
les femmes. Voilà ce qui convient pour les accidents aigus. Pour les suppressions chroniques,
les déviations, par exemple, il faut employer des
moyens plus doux : on se servira alors des grands
bains, des bains de siége, de pédiluves, de fumi-
gations vers les organes, de boissons chaudes et
d'infusions emménagogues, des cataplasmes très-
chauds sur l'hypogastre, les injections vaginales
émollientes et calmantes.

Il y a des cas où ces pratiques seront contre-indiquées. Ce sont ceux où la saignée le serait, et pour les mêmes raisons. Si l'on a affaire à une femme soit anémique, soit très-peu et très-mal réglée, soit phthisique, il est évident que la suppression a été accessoire dans la production de la maladie, et que la faiblesse de la constitution est le vice auquel on doit s'attaquer. On donnera donc alors des fortifiants, sous la forme la plus convenable à chaque état. Quinquina, fer, vins, alcool, amers et toniques de toute sorte. Quelques femmes ont eu des accidents inflammatoires par suite de causes ayant agi à la fin de la période menstruelle, et même un peu après la cessation de l'écoulement. Là aussi il y a contre-indication au rappel des règles. Ces femmes étaient évidemment encore sous l'influence de l'impressionnabilité menstruelle, que je ne conteste pas, mais à laquelle j'ai essayé de joindre la pléthore comme cause productrice des accidents. Or, pour qu'il y ait pléthore, il faut, évidemment, que les accidents se produisent chez des femmes fortes et abondamment réglées, comme dans plusieurs de mes observations. Dans ces derniers cas seulement je crois le rappel des règles indiqué, concurremment aux autres moyens thérapeutiques réclamés par chaque maladie. Dût-on n'obtenir que très-peu d'amélioration de l'affection locale par le rétablissement de l'hémorrhagie utérine, comme il en sera, par exemple, à la pé-

riode d'hépatisation de la pneumonie, l'indication
subsiste, ne fût-ce que pour ne pas créer à la fonction menstruelle un précédent auquel elle n'est
que trop portée à se conformer dans la suite en
se substituant ces déviations, qui, bien que peu
graves, constituent cependant un état morbide.

CHAPITRE VII.

CONCLUSIONS.

1° — L'arrêt brusque des règles cause presque
toujours dans l'organisme un désordre parfois
léger, mais le plus souvent très-grave.

2° — Les symptômes morbides peuvent disparaître grâce à une hémorrhagie supplémentaire,
qui, dans certains cas, devient périodique et constitue ce que l'on a appelé une déviation des
menstrues. Ce phénomène, quoique tout d'abord
favorable, pour éviter les accidents immédiats,
doit attirer l'attention du médecin, car il constitue
un état anormal, et non sans danger, à la longue,
pour l'organe qui en est le siége.

3° — Quand l'hémorrhagie supplémentaire ne
se produit pas, il y a imminence de phlegmasie.

4° — L'inflammation peut se porter sur un
point quelconque de l'organisme. Il y a cependant un groupe d'organes plus souvent affectés
par les suppressions brusques, et parmi ceux-ci
le poumon se place en première ligne, sinon par

la fréquence, du moins par la gravité des accidents dont il peut être le siége.

5° — Il peut se produire dans le poumon tous les degrés de la congestion, depuis le plus simple engouement, jusqu'à la pneumonie la plus grave.

6° — Le traitement le plus rationnel est le rappel des règles, sauf les cas où il y a contre-indication à toute émission sanguine.

7° — Il résulte de tout ce qui précède que l'hygiène des menstrues a une grande importance, et j'en donne ici les principales règles.

HYGIÈNE DE LA PÉRIODE MENSTRUELLE. — En présence des maladies graves que j'ai signalées comme conséquences des troubles de la menstruation, quelques personnes se sentiront prises d'une crainte salutaire au sujet des dangers réels qui accompagnent cette période. Mais il est bon de dire ici que des précautions exagérées ne seraient pas sans inconvénients. Le repos absolu n'est pas nécessaire chez les femmes dont la menstruation est normale ; au contraire, les habitudes de repos périodique pourraient devenir nuisibles en provoquant la cessation de l'activité musculo-nerveuse, et en favorisant l'accumulation du sang dans les organes qui sont contenus dans la cavité pelvienne, et en produisant par suite l'hypérémie de ces organes.

Chez les dysménorrhéiques, au contraire, le repos est nécessaire, plus ou moins complet suivant le degré des accidents, depuis l'alitement dans les cas les plus graves, jusqu'à la simple diminution des fatigues habituelles, dans les cas les plus bénins.

Le principe le plus important de l'hygiène des menstrues est d'éviter les refroidissements.

Les femmes du monde s'abstiendront des bals, des théâtres, des sorties le soir; des bains de mer, de rivière, etc.; des exercices violents auxquels elles se livrent quelquefois, la chasse, l'équitation. Elles fuiront les émotions morales de toutes sortes.

Les travailleuses modéreront leurs fatigues habituelles. Elles éviteront, si elles n'en font pas leur métier, de mettre les pieds ou les mains dans l'eau, d'aller au lavoir, de s'exposer à la pluie; les domestiques éviteront les travaux les plus pénibles de leur état, comme de frotter les parquets, faire de grands nettoyages, des lavages à grande eau. Quant aux femmes qui exercent une profession hygrométrique, telles que laveuses, baigneuses, pêcheuses, etc., il est à remarquer que le froid et l'humidité n'ont plus aucune influence sur leur fonction cataméniale.

Toutes les femmes, pendant la période menstruelle, doivent se refuser aux rapprochements sexuels, et cela dans leur intérêt comme dans celui de leurs maris.

Bref, sans se condamner à un repos absolu, elles éviteront tout surcroît de fatigue; elles ne s'exposeront à aucune cause de refroidissement; elles fuiront toutes les émotions.

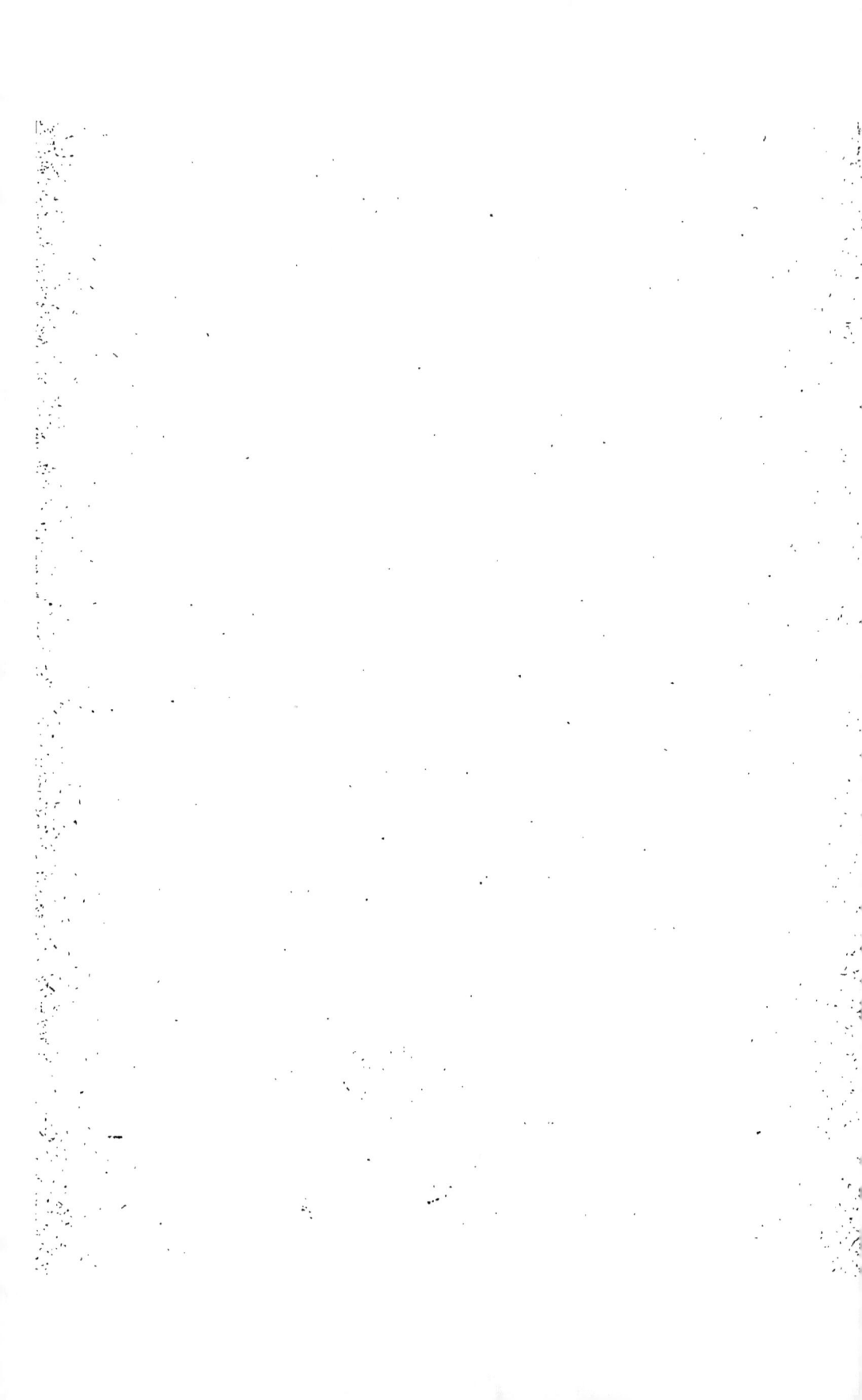

QUESTIONS SUR LES DIVERSES BRANCHES
DES SCIENCES MÉDICALES

Anatomie et Histologie normales. — Appareil de la digestion.

Physiologie. — De l'effort.

Physique. — Induction par les courants; appareils employés en médecine.

Chimie. — Préparations et propriétés des sulfures de potassium, de fer, d'antimoine, de mercure.

Histoire naturelle. — Des inflorescences; comment les divise-t-on? Quelle est leur valeur pour la détermination des genres et des espèces?

Pathologie externe. — Des abcès du cou et de leur traitement.

Pathologie interne. — De l'hypertrophie du cœur; du rôle des nerfs vaso-moteurs dans les maladies.

Anatomie et Histologie pathologiques. — De la phlébite.

Pharmacologie. — Des préparations pharmaceutiques qui ont les cantharides pour base.

Thérapeutique. — De la médication altérante et de ses principaux agents.

Hygiène. — De l'encombrement.

Médecine légale. — Rigidité cadavérique, phénomènes de la putréfaction modifiés, suivant les milieux, le genre de mort, l'âge et les diverses circonstances.

Accouchements. — De l'accouchement par le pelvis.

Vu et permis d'imprimer,

Vu par le président de la Thèse,   *Le vice-Recteur*
C. POTAIN.   *de l'Académie de Paris,*
    A. MOURIER.

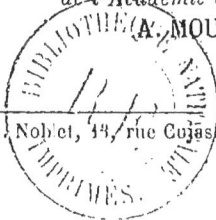

0000. — Paris. Typ. de Ch. Noblet, 13, rue Cujas. — 1878.

23